# 忘れたい過去が 最短1分で消える！

小池義孝

自由国民社

# はじめに

**忘れたい過去が（最短）1分で消える！**　というタイトルから本書を手に取られたあなたは、おそらく期待と疑いを持って、この文章をご覧になっているでしょう。

確かに「忘れたい過去」、つまり「心の傷」を伴う記憶は、そうそう簡単に消えてくれるものではありません。

しかしその一方で、傷ついた心が癒されて、平気になってしまう場合もあります。

いえ、むしろ、治癒する心の傷の方が、割合としては大きいはずです。

残る心の傷と、自然と消える心の傷、この二つの違いは何でしょうか？
自然と消える心の傷は、どのようにして消えているのでしょうか？

**その秘密と答えが、本書にはあります。**

心には、傷を癒す機能、メカニズムがあります。
心の自然治癒力です。

本書でお伝えしているのは、**心の自然治癒力を動かす方法**です。
辛い作業も、無理な作業もありません。

（最短）1分という数字も、決して大袈裟ではありません。

先日、私自身、本書でご紹介している感情ワークを使って、1分もかからずに、ある心の傷の消去に成功しました。

本書のノウハウをお伝えした多くの方も、日々の中で、気軽に実践して心の傷を消しておられます。

まず、やってみてください。

**忘れたい過去から解放された心には、安らぎと安堵があります。**

**嬉しい！　楽しい！　と感じられる機会が多くなります。**

本書を手にされたあなたに、そんな未来がやって来ることを願います。

# 目次

## 4　記憶にないものを含む出来事ワーク　75

# 1
# 心の傷とは何か

# 誰でも「トラウマ」を抱えている

**思い出すと、落ち込む、悲しくなる、怒りがこみあげてくる。**
そんな出来事の記憶を、何かしら誰もが抱えています。

トラウマは、専門用語で**心理的外傷**を意味しています。
嫌な事が起これば、苦痛を感じます。
苦痛に対する心の反応として、落ち込み、悲しみ、怒りなどが起こります。

その苦痛が癒えずに、ある程度、長引いたものがトラウマです。
治らない心の傷というわけです。

# トラウマは人生の足枷《かせ》

人は苦痛によって歪みます。
通常はまともで正気なのに、トラウマ領域になると不合理な反応をしてしまう。
楽しい、幸せだと思えない。
必要以上にネガティブになる。
無理なハイテンション。
酷くなれば、鬱《うつ》病や躁鬱《そううつ》病と診断されるまでに。

**トラウマは、人生から幸福と可能性を奪う足枷《あしかせ》になります。**

# トラウマに時効はない

多くの心の傷は、時間が解決してくれます。

最初は辛くても、次第にそれは薄くなって、やがては忘れてしまいます。


しかしトラウマになったものは、なかなか消えてくれません。

10年でも20年でも、延々と辛いまま残り続ける場合があります。

40歳、50歳になっても、小学生の頃に負ったトラウマに苦しめられるケースも、決して珍しくはありません。


**トラウマには、時効がないのです。**

# 今、抱えている苦痛

トラウマの定義は、**「記憶＋苦痛」**です。
苦痛は増やしたり、減らしたりできる物だと捉えてください。

記憶の中にある苦痛は、今の自分が抱えている物です。
出来事は過去ですが、苦痛は過去から現在に存続しています。

記憶から苦痛が消えた時、それは過去の遺物になります。
過去は辛かったけれど、今の自分にとって何でもない、**ただの記憶**になります。

# 苦痛を消す、心の自然治癒力

心が傷ついても、大抵は乗り越えられます。

もしも全ての心の傷が、まったく癒されずに残り続けるなら、人の精神は成人を待たずに崩壊してしまうでしょう。

潜在意識下で、心には自然治癒力があるのです。

**抱えてしまった苦痛は、減らし、消せるのです。**

トラウマは、その自然治癒から外れてしまっているか、あるいはすごく時間がかかっているものと位置付けられます。トラウマを消すには、それを自然治癒の範囲に入れるか、スピードを速めてあげれば良いわけです。

# 潜在意識とは

これが自分の精神、心だと認識できる部分を**顕在意識**、認識できない部分を**潜在意識**と呼びます。

ただ顕在意識と潜在意識に、明確な境界線はありません。グラデーションのように、次第に判らなくなっていくイメージです。

顕在意識に「これが自分である」と自覚している自分自身があるように、潜在意識にも同様に「これが自分である」と自覚している自分自身があります。

どちらも精神活動の核です。

心の自然治癒は、**潜在意識**の自分自身が行います。

## トラウマは潜在意識にある

顕在意識だけにあるトラウマは、存在しません。

**潜在意識にあって、顕在意識でも自覚できているもの。**

**潜在意識にあって、顕在意識では認識していないもの。**

トラウマの存在は、いずれかです。

例えば、「男性」というものにトラウマがあったとします。

顕在意識で自覚できていれば、「良い男性もいるとは解っていても、心が苦手意識を持ってしまう」といった状況になります。

顕在意識で自覚できていないと、「何だかよく解らないけれど、なぜか男性が苦手だ」といった状況になります。

# トラウマになるもの、ならないもの

心の自然治癒が機能しなかった時、トラウマが生み出されます。

どのような条件で、機能する・しないが分かれるのでしょうか？


それは**精神の麻痺、ぼやけ**です。

苦痛を感じるセンサーを麻痺させて、苦痛から逃れます。しかし苦痛を苦痛として認識できなくなるので、それを処理する機能も動かせなくなります。ウイルスを認識できなければ、免疫機能を働かせようもないのと同じです。

この麻痺は、感情だけを出さないようにすることもあれば、出来事そのものが見えなくなることもあります。

# トラウマは頭が悪い

精神をぼやかしているので、トラウマ領域では知性が衰えます。知性とは、情報を正確に把握して、それらを論理的に構成する能力です。つまり**トラウマ領域では、情報を正確に把握できず、論理的に構成もできない**ということです。

例えば、火事に遭って「火」がトラウマのスイッチになったとします。その人は、ライターの火、ガスコンロの火であっても恐怖の対象になります。確かに火は、火事になれば危険なものです。しかしライターやガスコンロの火が、直ちに危険にはなりません。トラウマ領域は知性が利かないので、安全にガスコンロを料理で使うことも火事と同じように見て、「危険だ！」と反応し

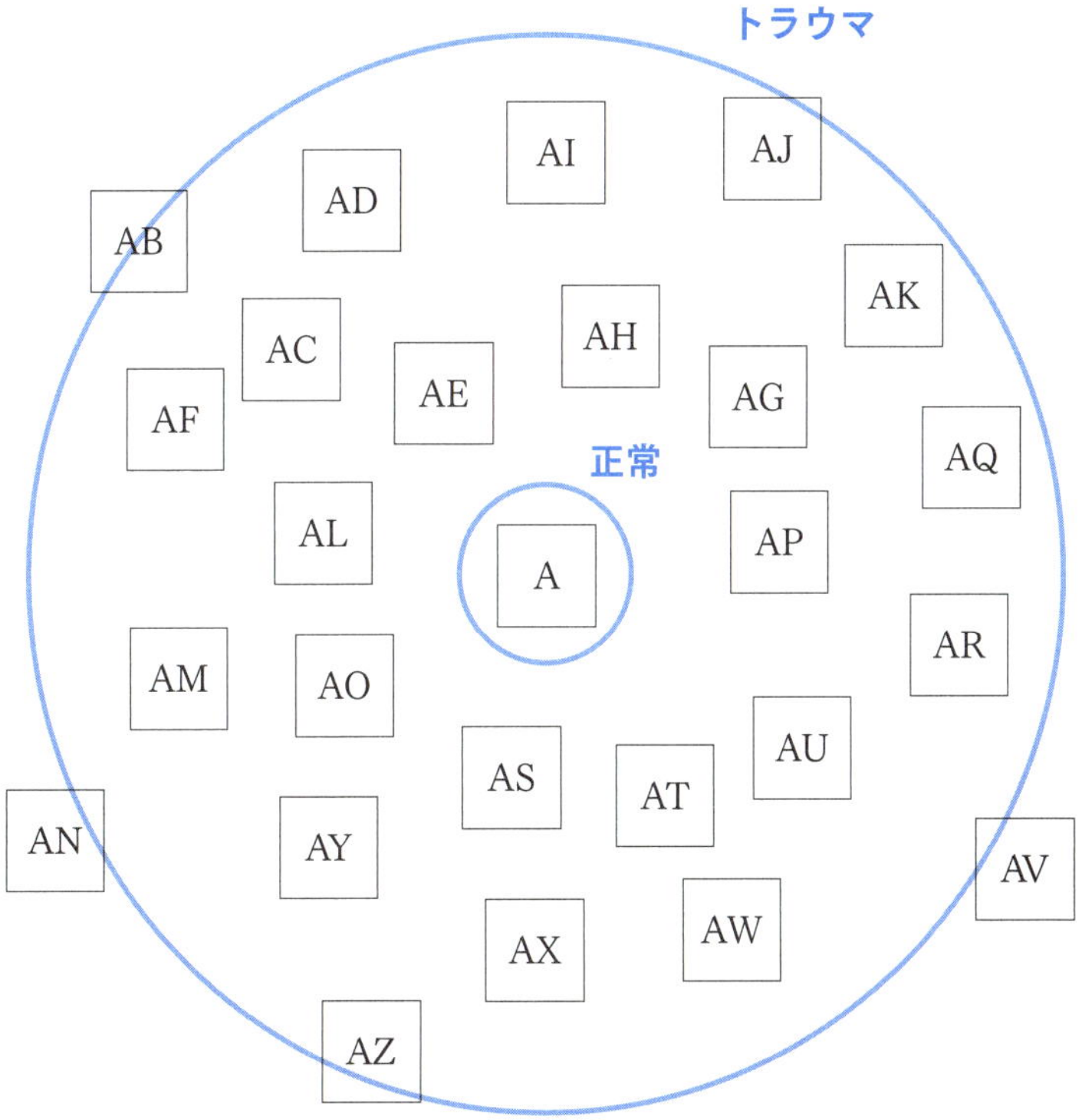
トラウマ
AI
AJ
AD
AB
AK
AH
AC
AE
AG
AF
AQ
正常
AL
AP
A
AR
AM
AO
AU
AS
AT
AN
AV
AY
AW
AX
AZ

てしまいます。

前ページの図は、正常な状態と、トラウマ状態を示したものです。

Aが火事だとします。
周辺のAB～AZまでは、火に関連する他のものです。
ライター、ガスコンロ、たき火などの火に関連するものもあれば、夕日、赤い色彩といった火ではないけれど、近いイメージのものもあります。

正常な判断ができるのであれば、危険なのはAだけで、他のAB～AZには恐怖も不安も抱きません。

しかし**トラウマによって麻痺した精神は、その明確な区別ができません。**

火に関係する、火にイメージが近いというだけで、恐怖と不安が生じてしまいます。

暴力的な父親にトラウマがあった時、無害な男性までもが苦手になってしまうのも同じ理屈です。

トラウマによる不合理な反応は、すべてこのようにして説明できます。

## 現在か過去かも判断できない

精神をぼやかして知性が衰えると、時間の判定もできなくなるケースがあります。

知性が機能している領域では、出来事の記憶には「何時、起こったのか」も記録されています。詳細に正確なものではないかもしれませんが、大雑把に10年くらい前、17歳くらいの時、といった形では把握されています。

けれども時間の判定ができなくなったトラウマ領域では、それが解りません。解らないので、今かもしれません。

**過ぎ去った出来事であっても、潜在意識では、今の自分に起こっている危機、苦痛になっています。**

# 現実か想像かの区別もつかない

知性が衰えたトラウマ領域では、現実と想像の区別もつかなくなるケースがあります。

Aさんが自分の悪口を言っていると想像した時、知性が機能していれば、それは現実ではないと理解できます。

実際、本当に言っているかもしれませんが、あくまでも想像は想像であって、確認されるまでは現実ではありません。

けれどもこのトラウマ領域では、その区別はつきません。

## 顕在意識とトラウマ領域は分離する

似ているだけで危険ではない、現在の出来事ではない、想像であって現実ではない、このように顕在意識では承知していても、潜在意識のトラウマ領域では、危険だ、今だ、現実だ、と判断されてしまいます。

顕在意識が正常な知性で正しく物事を判断していても、潜在意識にあるトラウマ領域では、違った頭の悪い反応をしてきます。列車事故でトラウマを抱えた人が、事故に遭う確率では自動車の方が高くて危険と知りながら、自動車には乗れるけど電車には乗れないといった現象が起こります。

頭で理解できていることと、心の反応が一致しません。

トラウマ領域は、顕在意識とは分離して、独自に動きます。

## 記憶にないトラウマもある

精神の麻痺で、記憶を見えないようにしてしまう。このようにして、トラウマの記憶を引き出せないケースがあります。

もっと単純に、昔の事だから忘れてしまったという種類のトラウマもあります。ただ忘れているからといって、小物というわけではありません。

どちらも記憶として引き出せなければ、取り組みようがないように思えるでしょう。

しかし**本書でご紹介するメソッドでは、記憶にないトラウマも同じように消せます。**

# 潜在意識が直視すれば、トラウマは消える

心の自然治癒力は、苦痛を消せます。苦痛がなければ、潜在意識が出来事から逃げる必要もありません。ただ逃げなければならなかった理由も苦痛にありますから、苦痛があるから直視できない、直視できないから苦痛が消えないというジレンマがあります。

しかし顕在意識がリードを取れば、潜在意識を出来事に直視させることも可能です。**潜在意識の自分自身は、そこに苦痛があると判定さえできれば、必ず治癒機能を発動させてくれます。**

**トラウマが解消すると…**

**トラウマ状態**

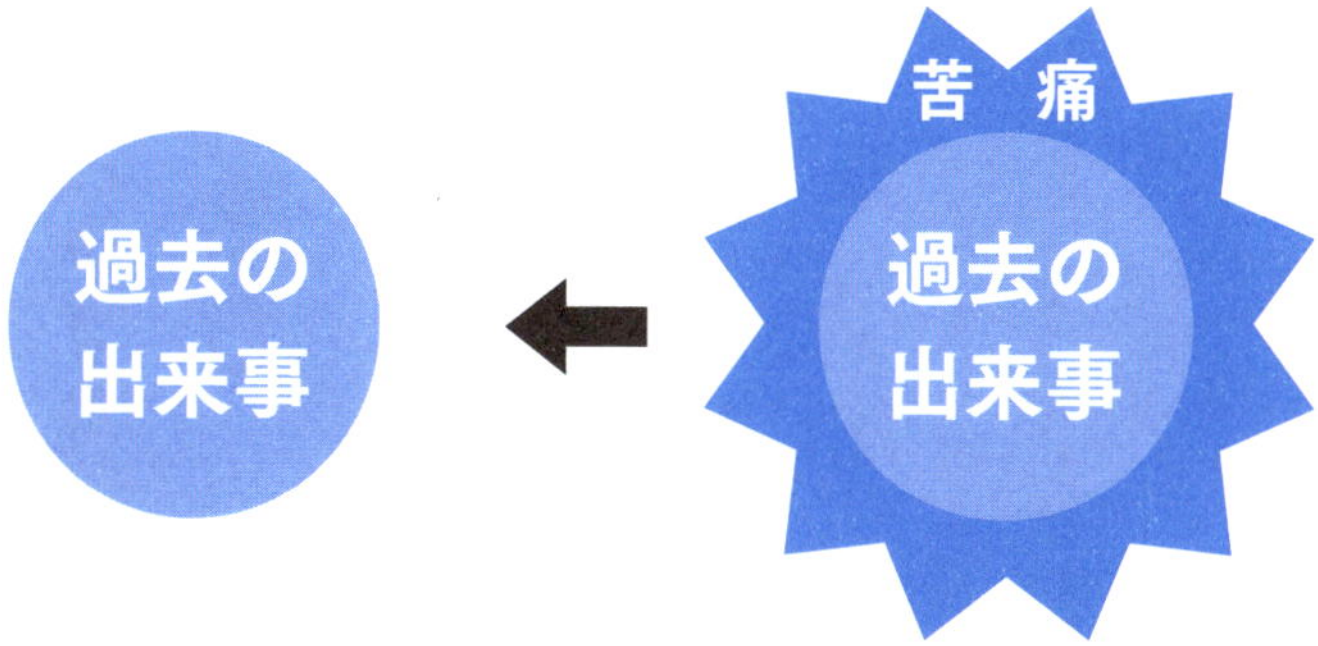


**苦痛を伴わない「ただの出来事」になる！**

**出来事が苦痛とセットになっている**

# Aも、AB～AZも危険だ　↓　Aだけが危険だ

21ページの図では、正常な状態とトラウマ状態の違いをご説明しました。トラウマ状態では知性が衰えて、危険ではないものまで危険だと判定してしまいます。

トラウマが解消されるとは、苦痛が消えてトラウマ領域で知性が回復して、危険か否かを正しく判定できるようになるという事です。

**Aも、AB～AZも危険だ　↓　Aだけが危険だ**

という変化です。

# 2
# 苦痛を消す

## 3種類の潜在意識ワーク「キーワード瞑想」

これからお伝えしていくワークは、トラウマ領域から苦痛を消し、ただの記憶にするためのものです。

**キーワード**を使って潜在意識に働きかけますので、**キーワード瞑想**と名付けます。

キーワード瞑想には、

**・感情ワーク**

**・記憶にないものを含む出来事ワーク**

**・記憶にある出来事ワーク**

の3種類があります。

潜在意識にある心の自然治癒力、トラウマを消して心を癒す機能を発揮させます。

# ワークの基本

全体として、基本となる部分をご説明します。

**顕在意識がリードを取って、潜在意識を動かす。**
**心の自然治癒力を動かす。**

という発想が全ての基本です。

**テーマとなる決められたキーワードを潜在意識に指示して、あとは放っておきます。**

意識できる顕在意識と、意識できない潜在意識との関係性は、完全に分離されたものではありません。

顕在意識から潜在意識に、潜在意識から顕在意識にと、相互に影響を及ぼし合える関係性です。

トラウマ領域は、苦痛によって麻痺した知性に乏しい世界です。

その麻痺のせいで、心の自然治癒機能が発揮されず、不合理な心の反応をします。

**潜在意識ワークは、正常な知性を備える顕在意識がリードを取って、潜在意識をサポートしてあげるイメージです。**

何も難しい部分はありませんから、素直に説明に従って、実践してみてください。

# 1回、1分～でOK

潜在意識は、想像を絶するほどのスピードで動けます。
1分のワークであっても、多くのトラウマの出来事を処理できます。

**短ければ1分**
**長くて最大90分の範囲で**

ワークを行ってください。

# 3
# 感情のワーク

ここでご紹介するのは、感情のワークです。

苦痛に反応して、**怒り、悲しみ、落ち込み**などの感情が生み出されます。

これらの感情はネガティブに思われていますが、苦痛を処理して無くす作用があります。

しかし完全に処理する前に中断されると、その感情と苦痛とがセットになって、心に残ってしまいます。

**怒り** ＋ **苦痛**

**悲しみ** ＋ **苦痛**

**落ち込み**

＋

**苦痛**

という形で、心に負担をかけて蝕むのです。

この感情ワークでは、記憶にない出来事も含めて、**これらの「苦痛」を取り去っていきます。**

**誰でも簡単に、1分～でできますので、お気軽にトライしてみてください。**

# 怒り

## 怒りは、苦痛を燃料にする火のようなもの

怒りが出る前には、必ず苦痛がありあます。
苦痛で心が屈服してしまわないよう、攻撃性をもって抵抗します。
また怒りには、苦痛を消す作用がありあます。
苦痛が燃料であるとすると、怒りは火です。
怒りは苦痛を消費します。

## 苦痛を燃やし尽くさないと、怒りは止まない

焚き火は、くべる薪や石炭が燃え尽きれば、自然と消えます。
逆に言えば、燃える物がある限りは、燃え続けます。

怒りも、これと同じように捉えてください。
燃料となる**苦痛がある限りは怒り続け、なくなれば自然と収まります。**

## 時間の止まった怒り

もう怒るのは止めよう、ここで怒ってはいけない、など、怒りを中断させる場合があります。

この時、怒りはどうなるのでしょうか？　それで怒りは消えたのでしょうか？

怒りは火のようなものです。燃料となる苦痛が消費され尽くされない限り、決して消えてはくれません。

中断された怒りは、まるで時間が止まったかのように動きを鈍らせて、その形のまま残り続けます。まだ消費されていない苦痛も、当然、苦痛のままです。

**時間が過ぎて忘れてしまったとしても、時間を止めた怒りは消えません。**

## 怒りを我慢するタイプ

怒りという感情をネガティブに捉え、穏やかであろうと意識する方がいます。怒っても、感情を抑えつけて表面に出しません。

あまりにスムーズにそれを行える人だと、まるで最初から怒っていなかったかのように誤認しています。

このように**怒りを我慢するタイプの人は、間違いなく「時間の止まった怒り」を大量に抱えています**。燃料である苦痛を残しているので、それは怒りの形をした苦痛です。

心の中では、攻撃性をくすぶらせながら、苦しんでいます。

## 時間の止まった怒りが消えると、心が穏やかに落ち着く

自覚はなくても、時間の止まった怒りは、心の中でくすぶっています。

何かの切っ掛けで怒った時、時間の止まった怒りが後を押す形で爆発し、より強い怒りになります。他の出来事での怒り、アルコールで酔う、ストレスが

溜まる、などです。また常に、イライラする、機嫌が悪い、といった方向性に悪影響を及ぼしています。

**時間の止まった怒りが消えると、心が穏やかになって落ち着きます。**

また副交感神経に深く入るようになって、眠りが深くなる、疲れが取れやすくなる、といった肉体面の改善も期待できます。

## 時間の止まった怒りを消すワーク

潜在意識に向けて、こう指示します。

**「私が本当は怒っていること。止めた怒りを動かす」**

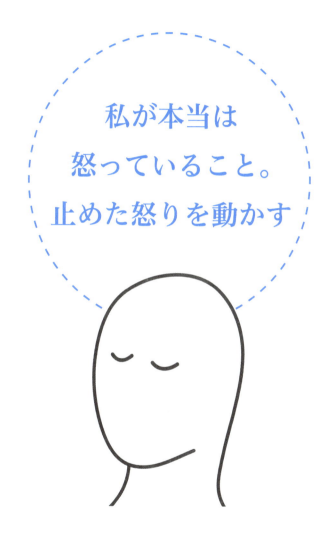

# 私が本当は
# 怒っていること。
# 止めた怒りを動かす

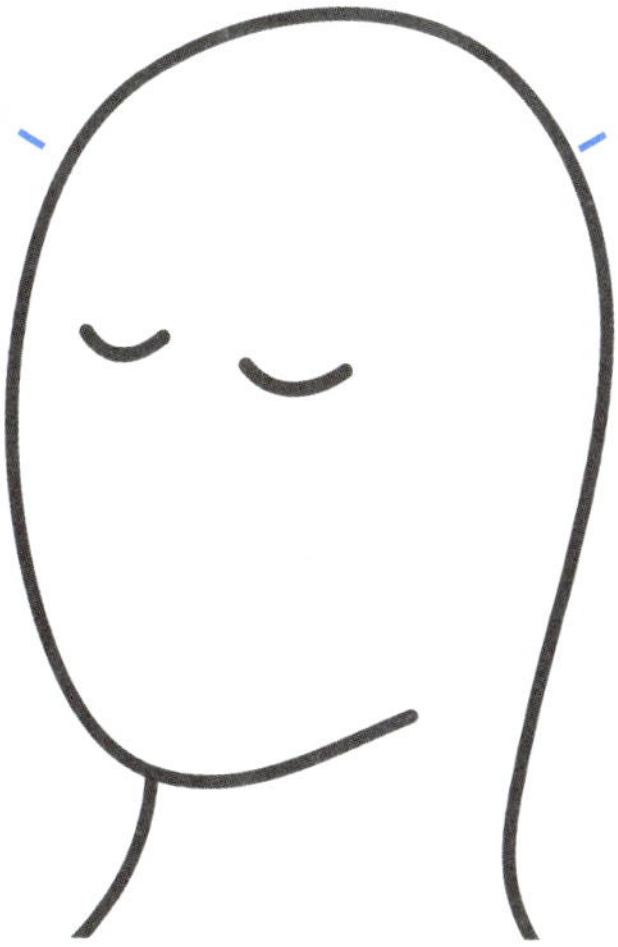

**指示を唱えたら、目を閉じて1分~90分間、何も考えずにぼーっと過ごします。**

自然と何かが浮かんでくるのは構いません。

潜在意識の貴方自身は、顕在意識が記憶にないものも含めて、「時間の止まった怒り」を検出します。

そして怒りの感情を動かして、燃料となる苦痛を消費します。ワークの時間なりに、潜在意識は仕事をしてくれます。

その際、全てを同時には行えません。**ワークを行う都度、優先順位の高いものが選ばれます。**

感覚が敏感な方であれば、怒りやイライラを自覚するかもしれません。

まったく何も分からなくても大丈夫です。潜在意識は、必ずリクエストに応えてくれます。

ワークが終了したら、そのまま普通の生活に戻ってください。

## ワークの注意点

火で苦痛を燃やすイメージなどは、必要ありません。

イメージがなくても、**「私が本当は怒っていること。止めた怒りを動かす」**というワードで、意味は明確です。

あなたがその意味を理解して言っているなら、潜在意識には問題なく伝わります。あとは潜在意識がやってくれるので、顕在意識は指示をするだけで大丈夫です。

顕在意識と潜在意識はシーソーのような関係です。顕在意識は気楽にぼーっとして、潜在意識に任せておきましょう。

## ワーク後、怒りっぽくなっても大丈夫

このワークが切っ掛けになって、普段から「時間の止まった怒り」を動かし始めるケースがあります。すると顕在意識でも、怒りっぽくなったり、イライラしたりするかもしれません。

これは**心の自然治癒力が働いている**だけなので、心配はいりません。

ただ怒りは攻撃と破壊の衝動ですから、対象と相手は選ぶように気をつけてください。

# 悲しみ

## 悲しみは、苦痛を乗り越える手段

悲しみは、辛さではありません。

**悲しみの前に苦痛があり、それに反応して生じた感情が悲しみです。**

よく「悲しみを乗り越える」という表現をしますが、これは辛さと悲しみをごっちゃに捉えてしまっています。

悲しみ自体が、辛さを乗り越える手段です。

**悲しんでいると、苦痛は次第に消えていきます。**

混沌とした苦痛が、悲しみによって整えられ、平静さを取り戻させてくれるのです。

## 悲しみは強烈な快感になる

悲しみは強烈な快感になると言われても、ほとんどの人は理解できません。苦痛が目立って、快感の部分は自覚できないからです。

けれどもフィクション作品には、積極的に悲しみを求める動きがあります。あらかじめ悲しい物語だと解っていて、わざわざそれを観たり読んだりします。もしも悲しみが苦痛でしかないなら、こんな現象は有り得ません。

悲しみの快感は、感じる苦痛を和らげてくれます。

そうやって苦痛に打ち負かされないようにしながら、心を治癒させるのです。

## 悲しみきらないと苦痛は消えない

好きなだけ泣いた方がスッキリして、早く立ち直れる！　といった話を、どこかで聞いていると思います。

経験的に、悲しみは苦痛を消してくれると、多くの人が気付いています。

悲しい時は、思いっきり悲しみに浸かりきってしまった方が、かえって早く立ち直れます。

悲しみは、苦痛を整えてくれます。整えきってしまえば苦痛は消え、悲しみもお役御免になります。

## 時間の止まった悲しみ

もう悲しむのは止めて、前を向こう！　悲しんでいても仕方がないから、立ち直ろう！　と、自分の意志で悲しみから抜け出す場合があります。この時、悲しみはどうなるのでしょうか？

悲しみは、苦痛を置き換えて沈静化してくれるものです。

**中断された悲しみは、時間が止まったかのように動きを鈍らせて、中途半端な形のまま心に残り続けます。悲しみを帯びた苦痛です。**

**時間が過ぎて忘れてしまったとしても、そのまま心に留まります。**

## 悲しまないという選択

悲しみという感情を、最初から拒絶する人もいます。

ポジティブさ、前向きさを重視していると、悲しみというネガティブな感情が邪魔に思える場合があります。

確かに、悲しんでいる間は前向きとは言えません。過去の出来事にはまり込み、下を向いています。

こういうタイプの人は、「悲しまない、ポジティブな人間だ」と自己評価をしています。

しかし実は、**こんな人こそ悲しみは蓄積されています。**

苦痛があって、悲しみが生じます。
それを自覚する前に、意志の力で強引にポジティブに切り替えます。

「苦痛」→「悲しみ」への速度は瞬時です。意志の力で拒否できるものではありません。

これと比較すると、「悲しみ」→「悲しみを自覚する」への速度はやや時間がかかるので、この隙であればポジティブに転換することも可能です。

**悲しまないという選択は、かえって悲しみを溜め込むだけです。**

## 時間の止まった悲しみを消せば、心は晴れる

自覚はなくても、時間の止まった悲しみは、「辛い」「悲しい」と心の中で嘆き続けます。

そこに他の悲しみが加わった時、アルコールで酔った時、疲れた時などで、悲しみが爆発するように表出するケースも多く見られます。理性で悲しみの時間を止められなくなってしまった姿です。

時間の止まった悲しみが消えると、心は晴れるようになります。明るくなり、前向きさを取り戻します。

## 時間の止まった悲しみを消すワーク

潜在意識に向けて、こう指示します。

**「私が本当は悲しんでいること。止まった悲しみを動かす」**

**指示を唱えたら、目を閉じて1分～90分間、何も考えずにぼーっと過ごします。**

自然と何かが浮かんでくるのは構いません。

# 私が本当は
# 悲しんでいること。
# 止まった悲しみを
# 動かす

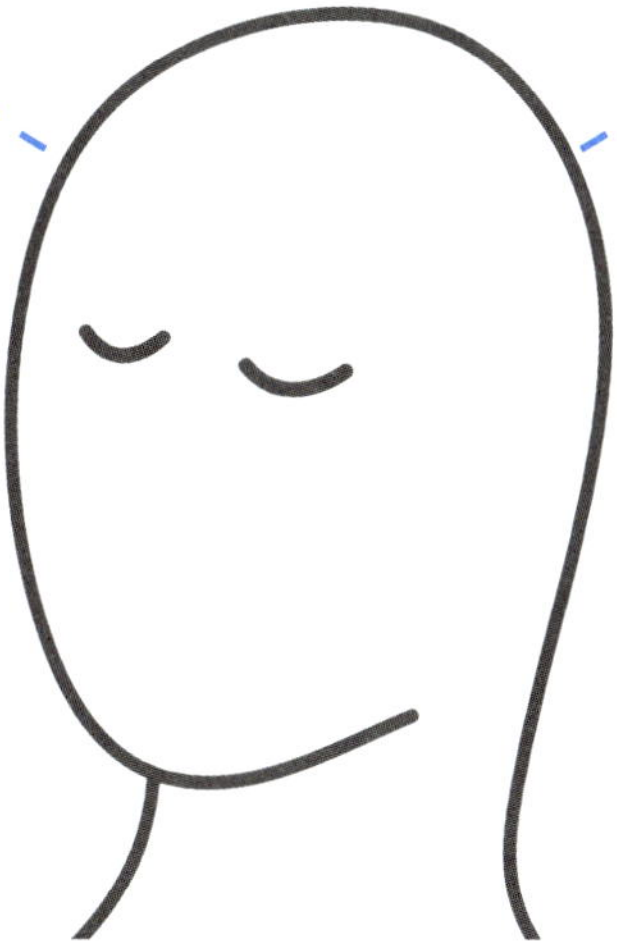

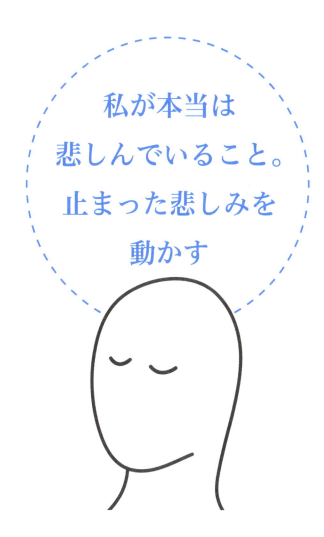

潜在意識の貴方自身は、顕在意識が記憶にないものも含めて、「時間の止まった悲しみ」を検出します。

悲しみの感情を動かして、苦痛を置き換えて沈静化させます。ワークの時間なりに、潜在意識は仕事をしてくれます。

その際、全てを同時には行えません。ワークを行う都度、優先順位の高いものが選ばれます。

感覚が敏感な方であれば、悲しさ自覚するかもしれません。まったく何も分からなくても大丈夫です。潜在意識は、必ずリクエストに応えてくれます。

**ワークが終了したら、そのまま普通の生活に戻ってください。**

## ワークの注意点

苦痛を消すようなイメージ、置き換えるイメージなどは、必要ありません。イメージがなくても、

**「私が本当には悲しんでいること。止まった悲しみを動かす」**

というワードで、意味は明確です。あなたがその意味を理解して言っているなら、潜在意識には問題なく伝わります。

あとは潜在意識がやってくれるので、顕在意識は指示をするだけで大丈夫です。顕在意識と潜在意識はシーソーのような関係です。顕在意識は気楽にぼーっとして、潜在意識に任せておきましょう。

## ワーク後、悲しみがこみ上げても大丈夫

このワークが切っ掛けになって、普段から「時間の止まった悲しみ」を動かし始めるケースがあります。

すると顕在意識でも、悲しみを自覚するかもしれません。これは心の自然治癒力が働いているだけなので、心配はいりません。

苦痛の置き換えが済めば、自然と悲しみからも抜け出します。

# 落ち込み

## 立ち直るために、人は落ち込む

落ち込んでも、時間が経てば立ち直るのが普通です。
落ち込んでいる間に心が自然治癒力を発揮して、苦痛を無くすからです。

**苦痛　↓　落ち込み　↓　回復**

というプロセスが成立するのは、落ち込みの中に回復させる要素が含まれているからです。

**立ち直るために、人は落ち込みます。**

## 落ち込みは、強制リラックス

心の自然治癒は、潜在意識で行われます。リラックスすればするほど、潜在意識は活性化します。落ち込みは、心の自然治癒を発揮するための強制リラックスです。

ですから、無理に前向きになる必要はありません。落ち込むだけ落ち込んで、苦痛がなくなれば、自然と心が立ち上がります。

## 強引に立ち直ると、苦痛を残してしまう

落ち込みを拒否して、意志の力で強引に立ち直るケースもあります。強制リラックスを解除して、精神を活性化させます。元気になるので良いことに見えますが、苦痛は処理されずに残されます。精神エネルギーは、活動モードと落ち込みモードに分断されて、元気でいるようでも心の底では落ち込みを抱えているようになります。心の自然治癒は滞り、苦痛も減っていきません。

## 落ち込みの苦痛が、幸福とやる気を奪う

落ち込みと苦痛を心に多く残してしまうと、幸福感とやる気の足枷になりま

す。いつも元気が目減りさせられてしまいます。
この状況で元気で明るくいようとすれば、より大きな意志の力が必要になります。
簡単に言えば、無理して元気でいなければなりません。
ストレスや疲労などで精神力が弱まれば、すぐに落ち込みが顔を出します。

## 落ち込みの苦痛から解放されれば、自然体で明るく元気でいられる

落ち込みの苦痛を大量に抱えた状態で、明るく元気でいようとしたら、よほどの刺激か意志の力が必要です。

逆に言えば、刺激の有効期限が切れたり、意志の力が弱まったりすれば、落

ち込みに下降します。

そこから解放されれば、より自然体で明るく元気な自分でいられるようになります。

疲れれば、気分も落ちて普通だと思っている人は多いと思います。

しかし落ち込みの苦痛から解放されると、疲れても良い気分のままでいられるようになります。

## 落ち込みの苦痛を消すワーク

潜在意識に向けて、こう指示します。

「私が、本当は落ち込んでいること。苦痛が無くなるまで、再び落ち込みの中に入る」

**指示を唱えたら、目を閉じて1分~90分間、何も考えずにぼーっと過ごします。**

自然と何かが浮かんでくるのは構いません。

潜在意識の貴方自身は、顕在意識で記憶にないものも含めて、「苦痛の処理

私が、本当は
落ち込んでいること。
苦痛が無くなるまで、
再び落ち込みの
中に入る

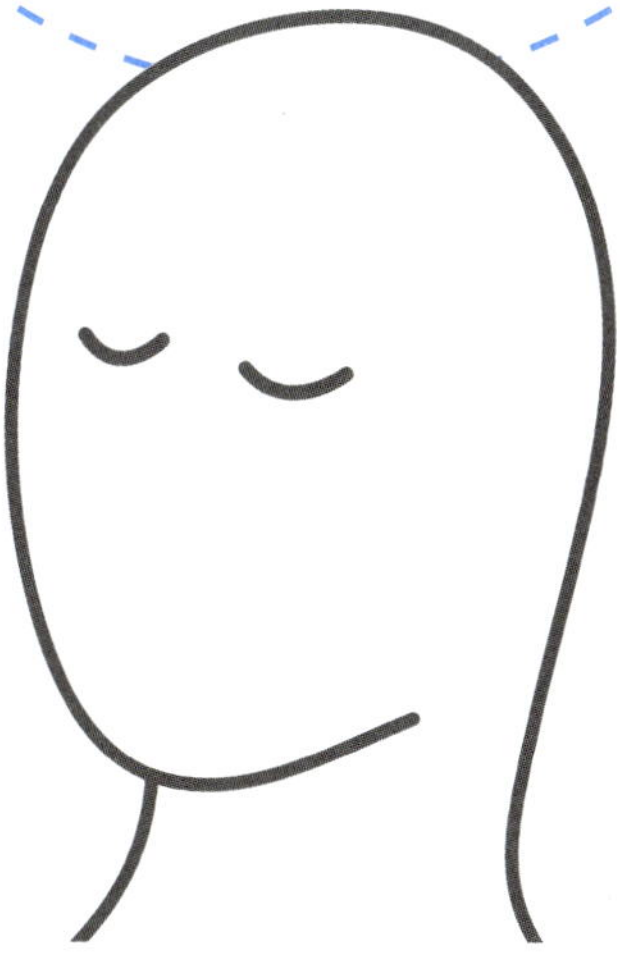

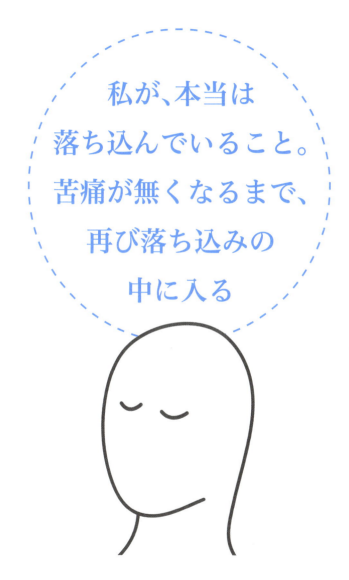

が不十分に終わってしまった落ち込み」を検出します。その出来事で再び落ち込みに入り、苦痛を排出する処理が開始されます。ワークの時間なりに、潜在意識は仕事をしてくれます。

その際、全てを同時には行えません。ワークを行う都度、優先順位の高いものが選ばれます。

感覚が敏感な方であれば、落ち込みを自覚するかもしれません。まったく何も分からなくても大丈夫です。潜在意識は、必ずリクエストに応えてくれます。

ワークが終了したら、そのまま普通の生活に戻ってください。

## ワークの注意点

苦痛を消すイメージ、外に出すイメージなどは、必要ありません。

イメージがなくても、「私が、本当には落ち込んでいること。苦痛が無くなるまで、再び落ち込みの中に入る」というワードで、意味は明確です。あなたがその意味を理解して言っているなら、潜在意識には問題なく伝わります。

あとは潜在意識がやってくれるので、顕在意識は指示をするだけで大丈夫です。

顕在意識と潜在意識はシーソーのような関係です。顕在意識は気楽にぼーっとして、潜在意識に任せておきましょう。

## ワーク後、落ち込む時が増えても大丈夫

このワークが切っ掛けになって、普段から「中断した落ち込み」に入り、苦痛を処理し始めるケースがあります。すると顕在意識でも、落ち込みを自覚するかもしれません。これは心の自然治癒力が働いているだけなので、心配はいりません。

苦痛の排出が済めば、自然と落ち込みから抜け出します。

# まとめ

怒るにしても、悲しむにしても、落ち込むにしても、同じことで永遠にその感情であり続けるのは、逆に難しいです。

**どこかで、必ず気が済みます。**

苦痛が処理されて消えれば、それらの感情はお役御免で、ずっと一緒に消えてしまいます。

**小さな子供は、苦痛を感情で消し去る達人です。**

ちょっとした事で激怒し、泣きわめいていたかと思えば、すぐにケロッとして幸福の絶頂のように遊び始めます。

ところが**大人になると、分別がついて、感情をコントロールできるようになります。**

怒ってはいけない、悲しんではいけない、落ち込んでいてはいけない。

自分をコントロールして、年齢なりの、社会的な立場なり、置かれた状況なりのあるべき姿になろうとします。

その積み重ねが、

**怒り　＋　苦痛**

**悲しみ　＋　苦痛**

**落ち込み　＋　苦痛**

になって、心に残ります。

一度、怒り、悲しみ、落ち込んだなら、苦痛が無くなるまで、最後まで感情を全うしなければなりません。

目先を変えても、忘れたつもりになっても、根本的な解決にはなりません。むしろ蓄積されて、次第に自分を追い込んでいきます。

感情ワークを使えば、負の感情と苦痛の組み合わせを、上手に減らしていけます。

# 4
# 記憶にないものを含む出来事ワーク

# 28種類のトラウマの出来事

トラウマとは、苦痛と記憶の組み合わせです。

その苦痛によって生み出された感情は、思考によって複雑にもなります。

しかし**苦痛そのものの種類は、突き詰めれば28にまで集約されます。**

具体的な出来事は何であろうと、必ず28種類のどれかに分類されます。

# トラウマはシリーズで群となる

トラウマは、シリーズで繋がっています。

これから28のテーマをご紹介しますが、その一つ一つが、シリーズ名だと思ってください。

孤独の恐怖シリーズ、無力の絶望シリーズ、他人の冷たさへの失意シリーズ、という具合です。

他人の冷たさへの失意シリーズのトラウマが、１００個、あったとします。

人生経験の中で他人の冷たさに触れ、トラウマ化して残された数です。

ただ全ての出来事を記憶しているなんて、普通には有り得ません。曖昧になっている、思い出せないものも含めて、トラウマは根底にあるテーマの共通性で繋がっています。

その数が増えれば増えるほど、苦痛の総和が増えれば増えるほど、より実害のある重いトラウマ群になります。

これら100個のトラウマ全てが、同時に影響を及ぼします。

他人の冷たさへの失意から、例えば、あまり他人に関わらないようにしたり、自分から距離を取るようにしたり、心の反応や価値観、言動を歪めてしまいます。

通常の心理療法では、出来事を突き止めて解決しようとします。

しかしここでご紹介するワークでは、出来事は忘れたままで大丈夫です。

潜在意識でトラウマの解体を行いますので、顕在意識はただ指示を与えて、任せておけば良いのです。

トラウマから解放されれば、

**・苦しみから解放される**

**・気分が明るく軽くなる**

**・価値観、人間性がより良く形成される**

**・人生の可能性が広がる**

といった変化が自然ともたらされます。

## キーワード出来事ワーク

ここでご紹介する出来事のワークは、記憶にないものも含めて、○○シリーズ全体に対して行います。

出来事は様々ですが、突き詰めれば、トラウマを抱える理由は限られています。解明された全ての理由が、ここにあります。

**あなたはただ、ルールに従って簡単なワークを行うだけです。**

一つ一つのトラウマではなく、テーマごとのトラウマ群全体を解体していきます。

## キーワード出来事ワークの行い方

このワークは、潜在意識によって行われます。

ワークを実践している当人からすると、何もしていないかのように感じられます。

まずは「主役は潜在意識、自分（表面上の意識）は何もしない」と覚えていてください。

**ワークの手順**

① 静かな環境でリラックスして、目を閉じます。

② 28種類の中から選択した「キーワード」（87ページ〜）を、ゆっくりと1回、心の中で唱えます。

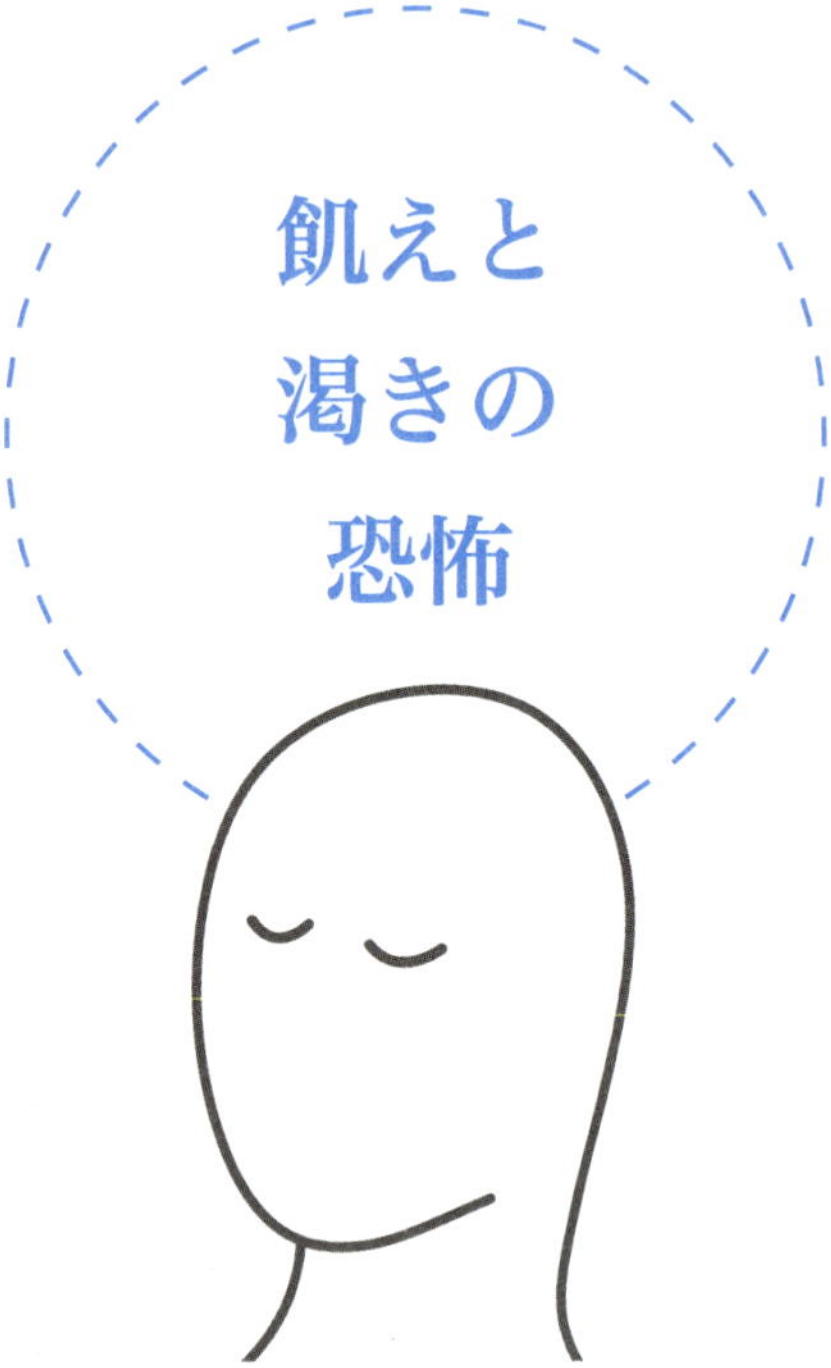


※キーワード①
「飢えと渇きの恐怖」
を選んだ場合

### ③あとは潜在意識に任せて、リラックスしておきます。

これだけです。

キーワードを唱えたら、あとは潜在意識がそのテーマに沿った出来事を検出、直視して、苦痛を消してくれます。

表面上の意識は、ただボーっとリラックスして、全てを潜在意識に任せておきましょう。

終了したら、目を開けて普通に行動して構いません。

寝る前であれば、そのまま寝てしまっても大丈夫です。

# ワークの時間

**一回あたり、短くて1分、長くて90分で行ってください。**

1分なら1分、5分なら5分の範囲で仕事をしてくれますし、90分なら90分をかけて仕事をしてくれます。

一日あたり、最大90分を限度にしてください。つまり一回で90分をかけるなら、一つのキーワード。一回を10分なら9つのキーワード、5分なら18のキーワードを行えます。もちろん、最短の1分だけでも構いません。

ワークが終了したら、そのまま普通の生活に戻ってください。

## シリーズの選び方

多くのワード、トラウマのシリーズがあります。
その中から、どれを選べば良いのでしょうか？

火事や事故で生命の危機にあった、親友に裏切られた、といった経験があって、明らかにそれがトラウマになっている自覚があるなら、イメージに近いものから試してみるのも良いでしょう。

この場合には、それぞれ「死の恐怖」「裏切りの恐怖」でしょう。

また普段から、劣等感が強い、すぐに悪い方向に考えてしまう、といった傾向があるなら、それぞれ「敗北の絶望」「無力の絶望」、「期待への失意」「可能性が減少した失意」を試してみてください。

そういった自覚に関係なく、何となく気になる、直感的に確信がある、といった理由でも、立派な根拠です。

思いも当たらないワード、シリーズの中にも、必ず有効なものが隠されています。

取りこぼしを無くすために、最終的には全てのワード・シリーズを網羅するようにしてください。

# キーワードと解説

# ①

# 「飢えと渇きの恐怖」

生命活動の根幹である、食べ物と水。

それが得られなくなる恐怖です。

## ②
# 「死の恐怖」

自身の死の危機に直面した出来事だけでなく、
他人の死も含みます。
テレビやネットからの情報でも、
このトラウマは形成される可能性があります。

# ③

# 「肉体的苦痛の恐怖」

痛み、熱さ、冷たさ、かゆみ、乾き、
ダルさ、悪寒、気持ち悪さ、眩暈など、
肉体的な苦痛全般の恐怖です。

④

# 「孤独、孤立の恐怖」

幼少期に受けた育児放棄の経験は、
ここに入るでしょう。
家族間、友人間、その他の人間関係、
全てで起こり得ます。

# ⑤

# 「裏切りの恐怖」

味方が敵にまわる、

約束が破られる、

などが対象です。

⑥

# 「敗北の絶望」

喧嘩、スポーツなど
明確な勝敗の条件があるものの他、
打ち負かされる、格差を感じるといった
体験も有り得ます。

# ⑦
# 「無力の絶望」

成したいことの前での無力、
成すべきことの前での無力を
自覚した経験です。

⑧

# 「取れる方法のない絶望」

成したい欲求、願望の前に、
取れる方法がないと認識した経験です。

# ⑨

# 「劣等の絶望」

明確な比較対象があっての
劣っているという認識の他、
漠然とした劣等感を含みます。

⑩

# 「失う絶望」

自分が持っている何かを失う経験です。
金銭や物の他にも、人間、ペット、
ステータスなど、無くした時に
「失う」と感じるもの全てが対象です。
人間は死別の他に、絶交や仲違いなどの
関係性を含みます。

# ⑪

# 「他人の怒りに圧倒された絶望」

他人の怒りの対象となり、
圧倒されて絶望まで追い込まれた経験です。
あるいは自分が対象ではない怒りを前にして、
同じように追い込まれた経験も有り得ます。

## ⑫

# 「誰にも信じてもらえない絶望」

自分を悪人と断じられた、
疑われた時、誰にも信じてもらえなかった
経験です。

# ⑬

# 「落ちた絶望」

これは落差による衝撃全般です。
学校の成績、投資している株、
生活水準、社会的地位など、
急下降の衝撃によって生み出されたものです。

⑭

# 「嫌われた絶望」

他者から嫌われた経験です。

その相手に対して、

自分の側の好き嫌いなどの感情は

条件ではありません。

# ⑮

# 「適性がないと悟った絶望」

こうなろうと思った方向性に、
適性がないと悟った経験です。

⑯

# 「不可能と悟った絶望」

自身が成したい欲求の他に、

望む未来の実現も対象です。

その可能性が０だと悟った時の経験です。

# ⑰
# 「期待への失意」

期待には段階があります。
見込みが100％に近いものが叶わなければ、
既に持っているものを失う感覚になります。

⑱

# 「可能性が減少した失意」

見込んでいた可能性が
減少した時に起こった
失意の経験です。

# ⑲

# 「他人の冷たさへの失意」

自分が他人に冷たくされた、
あるいは他人の冷たさを見た時に
起こった失意の経験です。

## ⑳

# 「他人の消極性への失意」

積極的でありさえすれば、解決する、
改善する、前進するものを前にして、
当事者が消極的であるケースです。
解決、改善、前進が成されないことへの失意です。

## ㉑

# 「他人の必要最低限にしかやろうとしない精神性への失意」

消極性の失意と似ていますが、行う者の
精神性が違います。消極性には、無知、価値観、
恐怖心など、多くの背景があります。
この必要最低限にしかやろうとしない精神性には、
現状維持で良いとする思いがあります。
解決、改善、前進への志が低いことへの失意です。

㉒

# 「他人の失敗を恐れ過ぎる精神性への失意」

何かにチャレンジすれば、成功か失敗か、
結果が出ます。失敗を恐れ過ぎて
チャレンジできない精神性では、
成功のチャンスもありません。
解決、改善、前進への機会すら
設けられないことへの失意です。

㉓

# 「他人の諦めの早い精神性への失意」

まだ成功する可能性が残されているのに、
諦める。そこにまだ成功への道があるにも関わらず、
自ら閉ざして可能性を０にしてしまう。
解決、改善、前進への
早すぎる放棄に対する失意です。

㉔

# 「他人の無能さへの失意」

他人の無能さ、失敗、
発展のなさへの失意です。

## ㉕

# 「自分が特別ではないと悟った失意」

子供の頃、多くの人が、自分は特別な
優れた存在だと認識しています。
当たり前のことであっても、
成長を称賛されてきたからです。集団の中に入ると、
それらが特別ではない当たり前のことだと悟ります。
自分が特別ではないと悟った時、
トラウマになるレベルで
衝撃を受けるケースがあります。

㉖

# 「他人から差を見せつけられた失意」

優れた他人に差を見せつけられ、

自分が劣っていると認識した失意です。

㉗

# 「自分の優先順位が低いと認識した失意」

家族、先生、友達、塾、習い事など、
自分が重要な存在ではなく、
優先順位が低いと認識した失意です。

㉘

# 活動への怠惰

やらなければいけない、やるべきだ、
そこに活動の必要性があるのに、
怠惰な心が邪魔をします。
そこにある嫌だという感情は、
トラウマになる程に強くなるケースがあります。

# まとめ

感情ワークに比べると、この出来事ワークは理解し難いかもしれません。絶望と失意の違い、細かいニュアンスは違えども、ほとんど同じ内容で、分ける意味があるのだろうか？　など、疑問に思われる部分もあるでしょう。

「活動への怠惰」に至っては、そんなことでトラウマになるのか！　と信じられないかもしれません。

社会での常識的観点から見れば、全体として理解不能ではないものの、納得し難い違和感はあります。それは、潜在意識を扱っているからこそです。

顕在意識は、潜在意識の全てを理解できません。だからと言って、まったく価値観や感覚の違う世界でもありません。キーワードのラインナップにある違和感は、その顕在意識と潜在意識とのちょっとしたギャップの表れです。

顕在意識のルールに従っても、潜在意識の問題は十分には解決されません。潜在意識には、潜在意識のルールがあります。

**このラインナップは、潜在意識視点から見た、トラウマを消す正しいルールです。**

ですから、顕在意識レベルでの完全な理解は必要ありません。

**何だかよく理解できない部分は、理解できないままで、出来事ワークを忠実に行ってください。**

潜在意識が機能して、心の自然治癒が存分に発揮されます。

# 5
# 記憶にある出来事のワーク

前の章でご紹介した、5つの恐怖、11の絶望、11の失意、1つの怠惰のキーワードを用いたワークは、「記憶にあるトラウマ」と「記憶にないトラウマ」の両方にアプローチします。

記憶にないトラウマであっても、潜在意識には記録されており、そのキーワードを切っ掛けにして出来事を抽出するからです。

ここで、記憶にある具体的な出来事をターゲットにしたワークをご紹介します。狙いたい出来事がある時に、キーワードの用いたワークと平行して行うと良いでしょう。

少し、トラウマについておさらいします。

## トラウマには精神の麻痺がある

心には自然治癒力があります。
生み出された苦痛は、自然治癒によって消されます。
しかし精神が苦痛から逃げてしまうと、自然治癒力が発揮できなくなります。
麻痺させて苦痛を感じなくさせる代わりに、解決もできなくなってしまいます。
トラウマとして長く残っている出来事には、精神の麻痺があります。

## 直視すれば
## 心の自然治癒力が発揮できる

精神の麻痺が解かれて、トラウマの出来事を直視すれば、心の自然治癒力も発揮されます。

# 精神の麻痺とは何か？

簡単に言えば、注意を向ける量の問題です。周囲を見渡してみてください。何となく、景色全体が解ったと思います。次に、何でも良いので、一つの物に意識を集中してみてください。するとその一つのものを、先ほどよりもより詳しく理解したと思います。

景色全体を見ている時と、一つの物を見ている時とでは、その物に向けられる精神エネルギーの量が違います。

精神の麻痺は、これに似ています。意識的にそこに注意を集めないようにぼやかしておいて、あまり解らないようにしておくのです。

# ワークの手順

最初に、苦痛の程度を感覚的に測定します。

**トラウマの出来事を思い出して、どれ程の苦痛を感じるのかに意識を向けてください。**

**その苦痛の強さを、10とします。**

**目を閉じて、出来事を明確に指定して、その記憶に入ってください。**

例えば、夫からＤＶを受けた出来事であれば、「夫からＤＶを受けた出来事の記憶」と宣言します。

そして、見えたもの、聞こえた音、におい、触れた感触、思ったこと、反応した感情、考えたことなど、全てを再体験するように出来事をたどっていきます。

時間は、高速で構いません。

1時間の出来事だからと、1時間をかける必要はありません。

記憶の再体験は、短時間で行えます。

**終了したら、トラウマの出来事を思い出して、苦痛の強さを測ってください。**

最初を10とした時に、そのまま10でしょうか、それとも10よりも減っているでしょうか。

この段階では、10のままという方も多いので、効果がないと落胆する必要はありません。

**次に、2回目を行います。**

同じように記憶に入って再体験してください。

1回目では拾えなかった、新しい情報を認識するかもしれません。

終了したら、同じように苦痛の強さを測ってください。

2回目になると、8や7といったように苦痛が減っているケースが多くなります。

**同じ要領で、これを5回、繰り返してください。**

回数を重ねていくと、新しく拾える情報も増えていきます。出来事に焦点が当たって、より記憶が鮮明になるからです。

**最終的に、10だった苦痛がどう変化したのかを確認してください。**

**5回セットのワークが終了したら、1週間のインターバルを置きます。**

感情ワーク、キーワード出来事ワークなどを行っていてください。

**1週間したら、また新たにこの記憶にある出来事ワークに取り組みます。**

最終的に、苦痛の強さを0にしようと思わなくても大丈夫です。

0が理想でしょうが、半減もすれば、心の負担はかなり軽くなっています。

# ワークで何が起こったのか？

トラウマの出来事には、ぼやかしのフィルターがかかっています。

それが感じる苦痛を和らげるのと引き換えに、自然治癒を邪魔しています。

顕在意識が、何度も何度もその出来事にアクセスすると、ぼやかしていられなくなります。

**回数を重ねる毎に出来事がクリアになって、心の自然治癒が動き出す**のです。

# 6
# トラウマによる実害とその回復

人は苦痛を嫌います。
言葉遊びのようですが、嫌なものだからこそ苦痛です。

苦痛に対しては、大きく二通りの対応があります。
直視するか、目を逸らすかです。

直視すれば、苦痛の強さに応じて精神は追い込まれます。
目を逸らせば、ダメージが軽減される代わりに、精神はぼやけて思考力と判断力を失います。

この組み合わせによって、トラウマによってもたらされる実害が決まります。

## 鬱《うつ》状態、鬱病

あまりに強い苦痛に耐えられなくなった時、精神全体をぼやかして逃れる。これが鬱状態、鬱病と呼ばれるものの正体です。

苦痛の感じ方が軽くなる分だけ、楽になります。ただし、元気もやる気も一緒にぼやけてしまうので、嬉しい、楽しいといったプラスも同時に感じられなくなります。物事の全てへの認識も曖昧になって、現実感も薄くなります。

鬱病の前には、継続的な苦痛があります。人には、生み出された苦痛を減らす機能があります。ほとんどの人は、意図せずにその機能を働かせています。けれども、あまりに苦痛の生産が多くなると、処理が追いつかなくなります。精神が崩壊しかねない危険ラインに接近した時に、感受性全体をシャットダウンして緊急避難を行います。

## ↓ 苦痛が減ると……

シャットダウン中は、苦痛の生産は止まるか緩やかになります。その中でも、苦痛を減らす機能は動きます。

ゆっくりと心身ともに休める環境を整えれば、苦痛を減らす機能が上回り、潜在的な状況は改善していきます。

ここで本書のキーワード瞑想を用いれば、よりスムースに苦痛を減らしていけます。

苦痛が減って精神崩壊の危険性から十分に遠ざかったタイミングで、シャットダウンは終了し、精神が目覚めます。

これが鬱病の改善、治癒です。

# 自殺願望、希死念慮

人間の生存本能、生存欲求は、苦痛によって減退します。生きる意欲が段階的に削がれます。

あまりに苦痛が重くなれば、積極的に死を望むようになります。

この問題を抱える多くの人は、目を逸らしても逸らしきれない多大な苦痛の中にあります。

↓

**苦痛が減ると……**

十分に苦痛が減少すれば、問題なく自殺願望、希死念慮から遠ざかります。

しかしあまりに強い苦痛によって、思考と感受性が停止している状況から少し良くなったラインは、もっとも危険なゾーンです。思考と感受性が回復して、そこにある苦痛をよりリアルに感じ取ってしまうからです。

自死には、それ相応の決意と行動力が必要です。死ぬ元気もない程に悪かった人が、少し良くなって、死ぬ元気が出る。このタイミングで実行されてしまうリスクがあります。

苦痛がさらに減れば、その苦しい状況から必ず脱出できます。脱出不可能な永遠の迷宮ではないと、知っておいてください。

## 部分的な思考力の低下

鬱病の状態では、精神全体をぼやかして全力で苦痛から目を逸らしています。それに対して、こちらは苦痛の出来事への部分的な逸らしです。

通常では正常な判断力と思考力を備えているのに、特定のテーマではそれを発揮できなくなります。


例えば学校というテーマでトラウマを抱えている時、学校が絡むと冷静さを失い、理性を欠いた言動をします。

本人は客観的にその異常性を認識している場合もあれば、無自覚である場合もあります。

↓

**苦痛が減ると……**

ぼやけから解放されて、理性を回復します。

特定テーマへの正常な判断力と思考力が発揮されて、認識や感情の反応が修正されます。

## 幸福とモチベーションの低下

苦痛を抱えていると、その勢力に応じて、精神が追い込まれていきます。初期段階として、幸福とモチベーションの低下があります。不幸という程でも、まったくやる気がないという程でもありませんが、その人から人生の彩りと活力を奪います。

**↓ 苦痛が減ると……**

幸福感とやる気が、自然と満ちるようになります。もしも精神を刺激して高揚させ、良い状態を作り出していたなら、その必要性が減ります。

# 怒りっぽい

怒りは、心の防波堤です。

屈服してしまいそうになる心を、攻撃性をもって奮い立たせます。

心の中に苦痛を抱えていて、気を抜けば落ち込まされてしまう程の勢力だった時、人は怒りを常駐させるようになります。

怒りで自らを発奮させて、心を守ります。

普段は穏やかであっても、苦痛を抱えて余力が少ないと、新しい苦痛によって簡単に均衡が崩れます。屈服しないと選択した時、怒りに入ります。

↓

**苦痛が減ると……**


屈服までのゆとりが生じて、以前ほど、簡単には怒らなくなります。

穏やかに、冷静に物事を捉えて考えられるようになります。

もしもキーワード瞑想で「怒りの感情」をテーマにすれば、直接的に怒りやイライラが沈静化するケースも多く起こります。

# 不安

人の精神力には、限りがあります。
精神力とは、苦痛に対抗して正気を保つ力です。
ですから苦痛を抱えていると、それに応じた精神力を必要とします。
苦痛の勢力が強くなると、精神力が押されて正気を保てなくなっていきます。
やや精神力が負けている段階で、この不安があります。

**↓　苦痛が減ると……**

精神力が優位になって、不安から遠ざかります。
ただ不安から回復した段階で、心を屈服から完全に遠ざけようと攻撃性が出るケースも多くあります。

キーワード瞑想で「恐怖」を行えば、直接、怖れが減ります。
精神力と苦痛全体との力関係があるので、他のどのテーマも関わりがあります。

# 悲しみ

悲しみは、それ単独では快感です。
苦痛があって悲しみがあるので、通常は苦痛の方だけが意識されます。
ですから悲しみを快感と言われても、ピンと来ない人の方が多いでしょう。

快感ですから、悲しみは苦痛を紛らわします。
また同時に、苦痛を処理して減らす作用もあります。
つまり悲しみは、快感をもって心を保護しながら、苦痛を処理する手段です。

↓

**苦痛が減ると……**

悲しみは、苦痛がなければ生み出せません。
悲しみの根拠となる苦痛が消えれば、悲しみもまた同時に消えるしかありません。
キーワード瞑想で、「悲しみ」を直接、標的にすることもできます。
上手くいけば、その場でスッと悲しみが薄くなっていくのを感じ取れるでしょう。

## 感謝に依存する

間違いなく、感謝は素晴らしいものです。

この点は疑いようがありません。

しかし、もしも感謝に依存してしまうなら、話はまた別です。

悲しみと感謝は似ています。

まったく異なる感情に思えるでしょうが、その人にもたらす快感の質が近いのです。

この快感が苦痛を和らげてくれるために、感謝依存に陥ってしまうケースがあります。

感謝は社会的に正しいので、いくら依存していても、それを咎める他人は現れません。

ただ過剰な感謝は、他人との間に温度差をもたらします。時に温度差は、その人を敬遠する理由になります。

**↓ 苦痛が減ると……**

感謝への依存度が減り、過剰な感謝をしなくなります。

ただもしもその姿を、人間としてより上質なものと認識していた場合には、逆に自分が劣化して、善人ではなくなってしまったと解釈するかもしれません。

しかし苦痛が減って起こった感謝の減少は、間違いなく精神の健全化です。

# 美

美は人の心を慰め、清め、高揚させます。

自然の景色、芸術、人や動物、美学など、美を発生させる対象は多様です。

悲しみと感謝は似ているとお話ししましたが、この美もその仲間です。人にもたらす快感の質が近くなっています。

この快感で苦痛を和らげるために、美の感度が上がるケースがあります。

普段よりも、そこにある美をより大きく感じ取れるようになったり、あるいは価値観の比重で美学により重きを置くようになったり、ある種の依存も起こり得ます。

美の感受性が上がる直接的な実害はありませんが、美学に傾倒すると、実利面からは不合理な選択をしがちになります。

### ↓苦痛が減ると……

美の感受性が上がっていた人は、そこから抜け出して正常になります。
美学に過度に傾倒していた人は、その重要性が低下します。
感受性は意識的に同じようには上げられません。
しかし美学は、意志の力で優先させる選択肢も残されます。
ただその美学に振り回されない分、美学に傾倒してはいても安心感があります。

# 自慢

人は称賛が大好きです。
称賛は一時的に、その人を至福に高揚させます。
この感覚を得るために、自慢が多くなるケースがあります。
自分で自分を称賛し、他人から称賛を集めようと試みます。

自慢は本質的にはマウンティングなので、基本的に他人には苦痛をもたらします。
社交性や優しさで立ててはくれても、自慢が多い人はどうしても良くは思われません。

↓

**苦痛が減ると……**

精神を良い状態にするために、自慢に依存する必要性がなくなります。ただそれを抜きにしても、称賛は気分が良いものです。変わらずに自慢をし続けてしまうかもしれませんが、依存していない分、周囲の反応を冷静に判断できるでしょう。

# 妬《ねた》みっぽい

苦痛の中にいると、幸せそうにしている、楽しそうにしている、成功している他人がより輝いて見えます。

自分が惨めに思えてきて、妬みが出ます。

妬みは、その対象を引きずり降ろして、惨めさから抜け出そうとする衝動です。

妬みは、発生させている自分自身にとっても暗く醜いものです。

気分は悪く、自己嫌悪に繋がります。

↓ **苦痛が減ると……**

幸せそうにしている、楽しそうにしている、成功している人と、自分との精神状態のギャップが少なくなります。

屈服している感覚がなくなれば、妬みは回避できます。ただ妬みは自由度の高い感情ですから、回避できるけれども、妬みを選ぶことも可能です。

## 無謀にポジティブ

苦痛に押しつぶされるのを、精神力を爆発させて拒否した時に、このような心情になりやすいです。

冷静ではなく、苦痛から目を背けてぼやかしている部分があるために、合理性を欠きます。

無謀にポジティブになると、大きな失敗に繋がるリスクが増えます。

↓

**苦痛が減ると……**

冷静さを取り戻して、デメリットとリスクを正常に判定できるようになります。

精神力で自分を奮い立たせなくても、ゆとりをもって屈服から遠ざかります。

# 7
# 幸せについて

# 心の苦痛と幸せ

心の苦痛が抜けたら、幸せになるのでしょうか。

確かに苦痛は、人を幸せから遠ざけます。そこから抜け出せば、間違いなく幸せに近づきます。

けれども人の心は、苦痛がない＝幸せ、とは評価しません。**重い苦痛から抜け出すのは、幸せを感じられるスタート地点だ**と思ってください。

とは言うものの、苦痛から解放された直後は、ただそれだけで幸せだと思えるものです。これは苦痛→平安のギャップがもたらすもので、通常は長続きしません。一時的ではない、人生全体をにらんだ幸せには、また他の部分も重要になります。

# 条件と幸せを同一視してしまう罠

多くの人が、幸せと条件を同じように見てしまっています。

健康なら幸せ、成功すれば幸せ、夢を叶えたら幸せ、恋人ができたら幸せ、家庭を持ったら幸せ、友達や仲間に恵まれれば幸せ、など、あなたも何かをイメージしていると思います。

もちろん、これらはとてもポジティブな条件です。幸せに感じている人も、大勢います。しかしその一方で、幸せでない人も、やはり大勢います。健康でも、成功者でも、夢を叶えても、人間関係に恵まれていても、幸せを実感できるとは限りません。

幸せと条件とは、決して同じものではないのです。

# 幸せは、気分の一種

幸せが条件でないとしたら、一体、何なのでしょうか。正体は驚くほどに単純です。**幸せとは、気分の一種です。**

健康も富も夢の実現も、その他の諸々は、気分を動かすトリガーです。一般的にポジティブなイメージの強い条件は、トリガーとなって、多くの人達を幸せな気分にしてきました。その経験が社会に蓄積されて、あたかも幸せそのものであるかのように錯覚されているのです。

だから条件に期待し過ぎると、振り回され過ぎると、かえって幸せから遠ざかります。

幸せは頭で決めるものではなく、素直な心が生み出すものです。

# カルトな幸福教に注意

社会には、幸福教というカルト宗教が蔓延しています。とは言っても、実はこの宗教は団体としては実在しません。名前がたまたま部分的に一致するという意味では、複数、ありそうですが。今からお伝えするものとは、まったく別物です。

幸福教は、見えない形で精神文化に潜んでいます。ある条件を掲げて、これを幸せと思え、これを幸せと思えなければ下劣だ、と人々に圧力をかけています。

例えば、

「自分のためを思ってくれる人がいるのだから、幸せに思わなければいけない」
「五体満足で大きな病気もなく健康なら、幸せに思わなければいけない」
「戦争のない平和な社会に生きているのだから、幸せに思わなければいけない」

といったニュアンスの発言を、どこかで聞いた経験はないでしょうか。

これらの意見は、一般的には絶対的に正しいです。

あまりに正し過ぎて、誰も異を唱えられません。そうしようものなら、確実に顰蹙《ひんしゅく》を買ってドン引きされます。

当然、それらの条件は、疑いようもなくポジティブです。

幸せのトリガーにも、なり得ます。

ただし、トリガーはトリガーなので、やはり幸せと同一ではありません。そのトリガーを引いても、幸せを感じられない状況は多々あります。

しかし幸福教は、その状況を許しません。幸せに感じられない者は程度の低い人間だと、黙って断罪します。

幸せという概念が、人間性を否定する根拠にされてしまうのです。

ここから自己評価を下げたり、酷くすれば自己嫌悪に陥ったりします。

素晴らしい意見のはずが、むしろ人を幸せから逆行させるのです。

# 身近な幸せを再評価してみよう

幸せが条件ではなく、気分だとハッキリすると、大切なものが見えてきます。条件として候補に挙がっていなかった多くのことに、心は幸せを見い出しています。

例えば、喉が渇いた時に飲む水はどうでしょうか。
一般的には、幸せの条件には入りません。
しかし思い返せば、大きな幸福感があると解ります。

冷え切った体で入るお風呂、猛暑の外からクーラーの利いた部屋に入った瞬間、帰宅してペットに大歓迎された時、料理の味付けが上手く決まった、道端にキレイな花が咲いていた、など、**少しでも良い気分になったら、その気分こそが幸せです**。

何となく幸せを頭で条件で考えていると、それらを幸せとは評価しません。評価しないから、見過ごします。

条件を満たしていないと、頭で自分を幸せではないと判定してしまいます。

心が生み出した良い気分を、正当に幸せと見なせれば、それだけで今の状態、自分の人生をより幸せだと思えるようになります。

# 喜びは目減りする

社会で幸せの条件だと強く信じられているものは、多くの場合で、確かに強烈なトリガーになります。

体調不良から健康になったら、気分が良くて当たり前です。頑張って成功する、夢が叶う、気分が良くないはずがありません。それらは幸せとは同一ではないですが、ほとんどのケースで大きな幸福感をもたらすのは事実です。

しかし**どんな条件も、必ず喜びは目減りしていきます**。健康に元気になって、一か月、半年、一年、二年と経過するごとに、その健康は当たり前になります。トリガーとして弱くなり、心を刺激しなくなります。成功しても、夢が叶っても同じです。**これが条件と幸せは同一ではない、最大の理由です。**

# 喜びの大きさは飢え加減で決まる

経済用語で、限界効用逓減《ていげん》の法則というものがあります。

限界効用とは、一つ追加した時に得られる喜びです。逓減とは、だんだん減っていくこと。人の喜びは、追加される毎に減っていきます。

この法則は、よくビールで説明されます。

一杯目の一口目は、とんでもない素晴らしい美味しさです。二口目もすごく美味しいですが、一口目に比べると感動は薄い。そうやって次第に喜びが減っていって、二杯、三杯、四杯と飲んでいくと、やがては美味しいんだか美味しくないんだか、微妙になってきますよね。

人の感じる幸せは、限界効用逓減の法則で、かなり理解できると思います。忙しい日々を過ごした後の休日は素晴らしいですが、それが何か月も続くとなると、当たり前になって何も感じなくなります。ゲームが好きでも、やり続けていれば飽きます。友人と遊ぶのも、たまになら楽しいですが、毎日となれば疲れます。

欲求は、満たされていない時間が長くなると、強くなります。

欲求が強ければ強いほど、満たされる喜びも大きくなります。

日々のちょっとした刺激でも、人生の一大決心でも、**今、自分は何に飢えているのか、どの欲求を満たせば喜びが大きいのかという視点で動くようにすると、より幸せを感じられる人生になります。**

# 物質的な豊かさを積み重ねても、幸せは薄い

標準的な日本人の生活であれば、ある程度の物質的な豊かさはあります。限界効用逓減の法則で考えると、既にかなりの喜びが積み重ねられています。

高度成長期の三種の神器、テレビ、洗濯機、冷蔵庫を手に入れるような段階では、そこに大きな喜びがあったでしょう。白黒テレビが、カラーテレビに変わる段階も、かなりの上積みになったはずです。

しかし現代社会では、普通に働けて、この三種の神器に手が届かない人はい

ません。不況だ貧富の差だと言いますが、世界的に見て、日本の社会的な豊かさは相当なものです。一人暮らしのフリーターが、日々で節約しさえすれば、年に一回は海外旅行にだって行けます。

このような環境では、お金で買える物では、あまり喜びは追加されません。それよりも例えば、より良い人間関係を築くこと、自分を成長させること、新しい刺激的な体験などの方が、大きな喜びにつながるでしょう。

もちろん、個人個人で事情は異なりますが、一つのヒントにしてみてください。

# 安心と幸せ

日本人は、傾向として幸福度が低いと言われています。国を比較しての調査でも、先進国の中では低位に居続けています。

一方、ランキングの上位に居続けるのは、デンマーク、ノルウェー、スウェーデンの北欧です。

日本とこれら北欧の国とで、何が違うのでしょうか？

これら北欧諸国は、税金が高いのと引き換えに、社会保障が充実していることで知られています。

多くの税金を徴収されるので、お金を使った贅沢はあまりできません。

しかしその代わり、子育て、何かが起こって働けなくなった時、老後の心配が要りません。

日本と比べれば、人生を送っていく上での「安心感」に、雲泥の差があります。日本に至っては、将来、年金を無事に受け取れるか否かを心配するレベルです。


**安心**という項目は、おそらく多くの日本人が何となくイメージしているよりも、はるかに幸せに好影響を及ぼします。

これら北欧の国々では、物質的な豊かさの積み重ねはほどほどに、その分を安心に振り分けています。

またその環境の中で、より良く生きていく経験知もあります。

幸福度という観点からは、日本よりもバランスが良いのでしょう。

社会システムが異なるので、北欧諸国をそのまま真似はできません。

けれども安心感、幸福に貢献するものへの配分、という観点で考えるヒントになります。

自分の置かれている環境なりに、どうすれば幸福度が上がっていくのかを考えてみてください。

# 自己評価を上げる

自分を誇って生きるのか、それとも蔑《さげす》んで生きるのか、気分が良いのはどちらでしょうか。

当然、誇っている方です。

どんな自分なら、誇れると思いますか?

成功者になる、人格者になる、ボランティアをする、社会貢献をする、親孝行をする、立派な親になる、責任を果たす、男らしく/女らしく生きる、得意なことを見つける、など、人によってイメージは様々だと思います。

それらは全て、**成長、正しさ、美学**のいずれかに分類されます。

この3つは、人が感じる普遍的な価値です。

これらの価値を上げたり、生み出したりした時に、人は己を誇れるのです。

成長と正しさに比べて、美学はピンと来ない人が多いかもしれません。

カッコイイに言い換えると、解りやすいと思います。

まとめると、前向きに努力をして、正しさとカッコ良さを選択するようにすれば、自然と自己評価も上がります。

## 穏やかな人生、活力ある人生

最後に、苦痛が薄くなっていった先、未来の可能性についてお話しします。

大きなテーマである幸せについては、詳細にお伝えしました。

苦痛が減るだけでも幸せの要素になりますが、幸せは意外に難しいものです。人は何に幸せを感じるのかを、まとめました。

苦痛が薄くなると、まず穏やかな人生に近づきます。

心の平安を、ただそのまま感じれば良いのです。

もしも耐え難い重いトラウマを抱えていたなら、苦痛の減少によって、戦中と平和ほどの差を実感するでしょう。仕事や家庭など、客観的な状況は同じでも、心中は別世界です。

また別に、活力ある人生も選択できます。

トラウマは、足枷のようなものです。それに心が屈服しないよう、常に気を張っていなければなりません。

苦痛が減ると、その分の精神エネルギーを前向きに利用できます。

足枷が解放されて、思いっきり頑張れるようになります。

**どんな幸せを目指すのも、穏やかな生活を送るのも、猛烈に頑張るのも、あなたの自由です。**

**トラウマからの解放、苦痛の減少は、あなたの人生にポジティブな可能性をもたらしてくれます。**

［著者プロフィール］

**小池義孝**（こいけ・よしたか）一義流気功治療院院長

昭和 48 年生まれ。

平成 18 年、「気功治療院 一義流気功」を東京都に開設。

翌年に気功治療の技術を伝える、「一義流 気功教室」を開設。

気功治療の内容はどの流派にも属さず、独自の道を歩み続ける。

見えない気功という世界でありながら、明確な論理に裏付けられているのが特徴。主に現代医療や一般的な療法で行き詰まった人達に施術をしている。

ベストセラー『ねこ背は治る！ 知るだけで体が改善する「4つの意識」』『見るだけで体が変わる魔法のイラスト』（自由国民社）他、著作多数。

**一義流気功　町屋治療院**
**http://www.ichigiryu.com/**
**一義流　気功教室**
**http://www.healing-t.com/**
**Twitter**
**http://twitter.com/koikeyoshitaka/**
**FACEBOOK**
**http://www.facebook.com/koikeyoshitaka/**

**［メディア出演］**ＮＨＫ、フジテレビ、朝日新聞、ＴＢＳラジオ、JAPAN FM NETWORK、安心、ゆほびか、週刊女性、ＭＯＲＥ、セブンティーン、致知、サンケイスポーツ……等多数。
**［著書］**国内 12 冊、海外翻訳版 4 冊。『ねこ背は治る！』は、ビジュアル版、文庫版と合わせて 65 万部を超えるヒット。

**［取材・講演依頼はこちらまで］**
〒 116-0002 東京都荒川区荒川 6-52-1 1F
一義流気功治療院
**mahono719@gmail.com（専用アドレス）**
**http://goo.gl/KSCmbS（申し込み、お問い合わせフォーム）**

**忘《わす》れたい過去《かこ》が最短1分《さいたんいっぷん》で消《き》える！**

2018年（平成30年）11月13日　初版第１刷発行

著　者　小池 義孝
発行者　伊藤 滋
発行所　株式会社自由国民社
東京都豊島区高田 3-10-11　〒 171-0033
http://www.jiyu.co.jp/
振替 00100-6-189009
電話 03-6233-0781（代表）
造　本　ＪＫ
印刷所　新灯印刷株式会社
製本所　新風製本株式会社